CON GRIN SUS CONOCIMIENTOS VALEN MAS

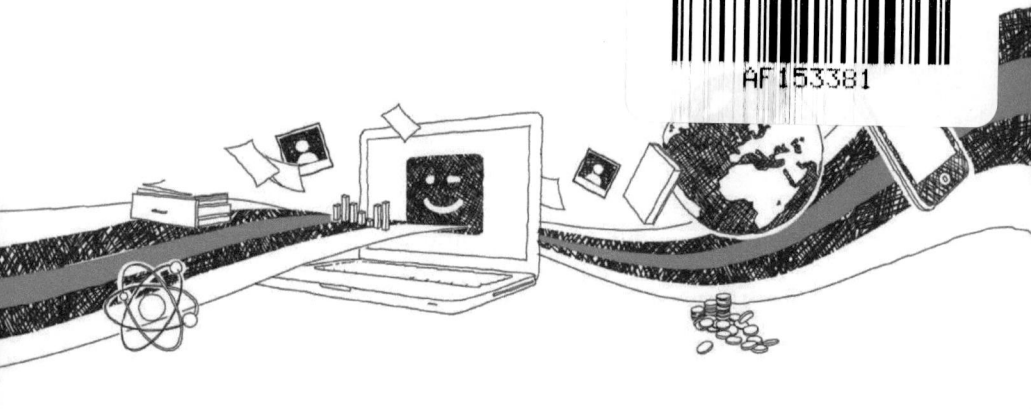
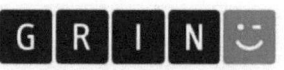

Síndrome de Stevens Johnson y Necrólisis Epidérmica Tóxica asociada a medicamentos

Naiví Flores Balmaseda
Adys Águila Jiménez
Claudia Molina Pérez

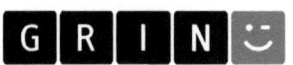

Bibliographic information published by the German National Library:

The German National Library lists this publication in the National Bibliography; detailed bibliographic data are available on the Internet at http://dnb.dnb.de.

ISBN: 9783346864888
This book is also available as an ebook.

© GRIN Publishing GmbH
Trappentreustraße 1
80339 München

Print and binding: Books on Demand GmbH, Norderstedt, Germany
Printed on acid-free paper from responsible sources.

The present work has been carefully prepared. Nevertheless, authors and publishers do not incur liability for the correctness of information, notes, links and advice as well as any printing errors.

GRIN web shop: https://www.grin.com/document/1350938

Síndrome de Stevens Johnson y Necrólisis Epidérmica Tóxica asociados a medicamentos.

Águila Jiménez, Adys1** Molina Pérez, Claudia2*; Flores Balmaseda, Naiví3*

1*Lic. Ciencias Farmacéuticas. MSc. Farmacia Clínica, Hospital Provincial Pediátrico Universitario ''José Luis Miranda'' Santa Clara, Villa Clara, Cuba 2*Lic. Ciencias Farmacéuticas. Facultad Química y Farmacia. Dpto. de Farmacia. Santa Clara. Villa Clara, Cuba; 3*Universidad Central de las Villas. Unit of Computer-Aided Molecular "Biosilico" Discovery and Bioinformatic Research (CAMD-BIR Unit). Facultad Química y Farmacia. Dpto. de Farmacia. Santa Clara. Villa Clara. Cuba.

Palabras clave: Síndrome de Stevens-Johnson, Necrólisis Epidérmica Tóxica

Key words: Stevens-Johnson Syndrome, Toxic Epidermal Necrolysis,

Resumen

Introducción: La Necrólisis Epidérmica Tóxica y el Síndrome de Stevens-Johnson son enfermedades mucocutáneas raras que están asociadas a una evolución prolongada y a un desenlace potencialmente mortal. Principalmente están inducidas por fármacos y las tasas de mortalidad son muy elevadas. Objetivo: estudiar el Síndrome de Stevens-Johnson y Necrólisis Epidérmica Tóxica asociada a medicamentos como reacciones adversas graves reportadas en el Hospital Provincial Pediátrico Universitario ''José Luis Miranda'' de Villa Clara, mediante la presentación de casos, durante el año 2019. Metodología: para lo cual se describieron dos casos clínicos, se clasificó la relación de causalidad del medicamento asociado a la reacción adversa (Muy Probable, Probable, Posible, Remota) y su desenlace como resultado terapéutico (Recuperado, No Recuperado, Recuperado con Secuelas, Mortal). Se diseña un boletín informativo. Resultados: un paciente con Síndrome de Stevens-Johnson asociado al tratamiento con Metotrexato, quién desarrolló mucositis y lesiones en la piel que se extendieron hasta el 18% de la superficie corporal, clasificándose como un Síndrome de Superposición SSJ/NET, de causalidad Posible y desenlace Mortal. Otro con Síndrome de Stevens- Johnson en fase inicial desarrollando lesiones con pérdida de piel hasta un 74% de la superficie corporal diagnosticándose así una Necrólisis Epidérmica Tóxica, asociado a la Carbamazepina con relación Probable de causalidad y un desenlace de Recuperado con Secuelas. Conclusiones: se describen dos casos de reacciones adversas graves asociadas a medicamentos, caracterizadas por lesiones en piel, mucosas y otros sistemas del organismo con fallecimiento en un paciente y se entrega un boletín de alerta ante estas reacciones.

Abstract

Introduction: Toxic Epidermal Necrolysis and Stevens - Johnson syndrome are rare mucocutaneous diseases that are associated with prolonged evolution and a life-threatening outcome. They are mainly drug-induced and mortality rates are very high. Objective: to study Stevens - Johnson syndrome and Toxic Epidermal Necrolysis associated with medications such as serious adverse reactions reported in the University Pediatric Provincial Hospital "Luis Luis Miranda" of Villa Clara, by presenting cases, during the year 2019. Methodology: for which two clinical cases were described, the causality relationship of the drug associated with the adverse reaction was classified (Very Probable, Probable, Possible, Remote) and its outcome as a therapeutic result (Recovered, Unrecovered, Recovered with Sequelae, Mortal) A newsletter is designed. Results: a patient with Stevens - Johnson syndrome associated with Methotrexate treatment, who suffers from mucositis and skin lesions that extended to 18% of the body surface, being classified as an SSJ / NET Overlay Syndrome, of Possible causality and mortal outcome. Another with Stevens-Johnson Syndrome in the initial phase of lesions with skin loss up to 74% of the body surface, thus diagnosing a Toxic Epidermal Necrolysis, associated with Carbamazepine with a Probable causal relationship and a Recovery Recovered with Sequelae. Conclusions: two cases of serious adverse reactions associated with medications are described, characterized by lesions in the skin, mucous membranes and other systems of the organism with death in a patient and a warning bulletin is delivered to these reactions.

Introducción

Las reacciones adversas a medicamentos (RAM), se refieren a cualquier evento adverso no intencionado, que ocurra secundario a la administración de cualquier tipo de fármaco o sustancia química. Representan la cuarta parte de las urgencias hospitalarias por motivos no quirúrgicos constituyendo un serio problema para la práctica clínica habitual.(1, 2)

Las erupciones cutáneas son una de las manifestaciones más frecuentes de las reacciones adversas a drogas. Existen diversos patrones clínicos, pero ninguno de ellos es específico para un determinado fármaco. Afectan aproximadamente del 2 al 3% de los pacientes ingresados y son más frecuentes en mujeres, ancianos y pacientes con Síndrome de inmunodeficiencia adquirida. De acuerdo con la Organización Mundial de la Salud, aproximadamente el 0,1% de los pacientes hospitalizados, desarrollan una reacción cutánea grave: Síndrome de hipersensibilidad, vasculitis, angioedema, eritema multiforme, Síndrome de Steven-Johnson o Necrólisis Epidérmica Tóxica.(2)

El Síndrome de Stevens-Johnson (SSJ) y la Necrólisis Epidérmica Tóxica (NET), representan las reacciones cutáneas más severas y con mayor morbi-mortalidad asociada, el primero ha sido definido como un eritema multiforme vesiculobulloso de la piel y de otros órganos y se considera que es la etapa inicial de una reacción dérmica cuya forma más severa de presentación es la Necrólisis Epidérmica Tóxica. Se manifiesta como una reacción sistémica inflamatoria aguda que involucra más del 30 % de la superficie corporal. Etiológicamente está relacionada con el uso de fármacos en un 60 % de los casos, sin embargo el herpes simple, infecciones por micoplasma y algunos factores genéticos, están considerados también como posibles desencadenantes. El SSJ presenta unos pródromos (síntomas iniciales) catarral de entre 1 a 14 días de duración; el hallazgo clínico más importante son las lesiones máculo-papilares que se extienden centrípetamente y evolucionan a vesículas confluentes, afectando por lo general a la mucosa oral, conjuntival y al área genital. El SSJ evoluciona ocasionalmente a NET, que se caracteriza por dolor intenso y pérdida de la superficie epitelial, comprometiendo las funciones vitales del organismo, ocasionando un desequilibrio hidroelectrolítico, un compromiso renal y ocular, un gran catabolismo y un riesgo potencial de sepsis.(3)

Durante el año 2019 en el Hospital Provincial Pediátrico Universitario "José Luis Miranda" se han reportado alrededor de más de 40 casos de reacciones adversas al Servicio de Farmacia, dentro de las mismas se encontraron reacciones adversas cutáneas graves, debido al impacto de estas, su baja frecuencia y sobretodo la ocurrencia en niños que son un grupo vulnerable, se ha decidido realizar un estudio, teniendo en cuenta como:

Objetivo General:

- Estudiar el Síndrome de Stevens-Johnson y Necrólisis Epidérmica Tóxica asociada a medicamentos como reacciones adversas graves reportadas mediante la presentación de casos que han tenido lugar en el Hospital Provincial Pediátrico Universitario ''José Luis Miranda'' de Villa Clara.

Objetivos específicos:

• Describir los casos clínicos del Síndrome de Stevens-Johnson y Necrólisis Epidérmica Tóxica.

• Determinar los posibles medicamentos que provocaron ambas reacciones adversas graves y su relación de causalidad.

• Clasificar el desenlace del evento adverso.

Revisión sobre el tema

Síndrome de Stevens-Johnson y Necrólisis Epidérmica Tóxica

El Síndrome de Stevens Johnson (SSJ) y la Necrólisis Epidérmica Tóxica (NET) son reacciones de hipersensibilidad que se consideran formas polares clínico-patológicas de una misma entidad. Ambas son reacciones adversas cutáneas severas (RACS) relacionados con varios medicamentos. Estas entidades tienen impacto significativo en la salud pública debido a su alta morbilidad y mortalidad. La NET y el SSJ son variantes clínicas de una misma enfermedad dermatológica con diferente severidad, compartiendo aspectos clínicos, etiológicos, histológicos y terapéuticos. Pueden presentarse a cualquier edad, con una incidencia de 0,4-1 y 1,2-2 casos por millón de personas por año, respectivamente. La importancia de estas reacciones, aun siendo baja su frecuencia radica en su gravedad, con una mortalidad que para el SSJ es del 5%, llegando al 40% de acuerdo a los diferentes autores para la NET.(4, 5)

Descripción

El Síndrome de Stevens Johnson fue descrito en 1922, en dos niños, como un síndrome mucocutáneo agudo, con conjuntivitis, estomatitis severa, necrosis extensa en mucosas y maculas purpúreas en piel: en 1956 se describen cuatro pacientes con lesiones cutáneas más extensas con áreas de necrosis y desprendimiento de la piel, que fue denominada como NET. El SSJ y la NET son dos entidades que potencialmente constituyen una amenaza para la vida; ambas forman parte de un mismo espectro clínico, cuyas manifestaciones iniciales son inespecíficas; la característica principal para diferenciarlas es la extensión y gravedad de las lesiones en piel.(6)

Son sinónimos de SSJ, Ectodermosis Erosiva Plurifocalis y Eritema Polimorfo Mayor y son sinónimos de NET, Síndrome de Lyell o de Broca-Lyell, Síndromedel Gran Quemado y Necrosis Aguda Diseminada Epidérmica Tipo 3. Su distribución es mundial, afectando a todas las razas, edades y a ambos sexos.(3)

El uso de algunos fármacos se ha visto implicado en la etiología de más del 80% de los casos estudiados; están descritos casos tras el uso de tratamientos anticonvulsivantes en un 15 % (Difenilhidantoínas, Carbamazepinas, Lamotrigina), antinflamatorios no esteroideos en un 33 % y el Alopurinol, así como con el uso de antibióticos en el 34 al 80% de los casos (Sulfamidas, Aminopenicilinas, Quinolonas y Cefalosporinas).(3)

Debido a la gran similitud entre la clínica del SSJ y de la NET, Bastuji-Garin y Col, condujeron un estudio en 1993 en el que definieron ciertos criterios para la clasificación de ambas enfermedades, determinando como SSJ los casos con un compromiso epidérmico menor del 10 % de superficie corporal (SC) afectada y como NET los casos con más del 30 % de SC afectada. Los casos entre el 10 y el 30 % de SC afectada se establecerían como una superposición de ambas patologías (Anexo 1).(3)

Etiología

El SSJ y la NET son reacciones mucocutáneas potencialmente fatales que resultan de la hipersensibilidad a factores precipitantes variados: infecciones por virus, hongos, bacterias, enfermedades del tejido conectivo, neoplasias malignas, radioterapia, vacunas y múltiples medicamentos.(7)

En la NET, los medicamentos son el agente etiológico más frecuente. En 80% de los casos se observa una fuerte asociación con medicamentos específicos, mientras en el SSJ esta asociación se halla en alrededor de 50% de los casos.(7)

La identificación del agente etiológico puede ser difícil. Si bien la biopsia de piel suele ser decisiva para el diagnóstico preciso de SSJ y NET, no ayuda a establecer si la enfermedad es causada por un medicamento. Los tests cutáneos y los estudios in vitro tampoco han mostrado ser de utilidad para dirimir esta cuestión.(7)

Por tanto, al evaluar la etiología de SSJ o NET deben considerarse causas alternativas a los medicamentos, especialmente las infecciones, ya que muchas enfermedades infecciosas son difíciles de distinguir clínicamente de las reacciones adversas producidas por los fármacos usados para tratarlas. También se ha postulado que las infecciones podrían actuar como cofactor precipitante pero existe poca evidencia al respecto. Las afecciones que alteran la función inmunológica como el Lupus Eritematoso Sistémico pueden aumentar el riesgo de aparición de estos síndromes. Los pacientes con SIDA tienen una incidencia más alta de reacciones cutáneas inducidas por fármacos siendo las Sulfonamidas los agentes más frecuentemente implicados. El riesgo de reacción a Sulfonamidas es 10 a 100 veces mayor entre las personas infectadas con el Virus de la Inmunodeficiencia Humana (VIH). Este riesgo elevado refleja tanto un uso más frecuente de estos fármacos como una mayor susceptibilidad en esta población.(7)

Mecanismo Fisiopatológico

La Fisiopatología de la enfermedad sugiere que los metabolitos activos de los medicamentos se comportan como haptenos unidos a proteínas en la membrana basal y en los puentes de fijación de las células epidérmicas mediada por linfocitos T (citotóxicos) y macrófagos con liberación de citoquinas. Esto genera una reacción tóxica y una necrosis celular directa que induce a la expresión de proteínas promotoras de la apoptosis de los queratinocitos, lo que suscita la separación extensa de la epidermis y las mucosas.(3)

Estudios muestran la existencia de receptores de membrana (Fas, CD95) presentes en los queratinocitos que al ser estimulados activarían el proceso de apoptosis celular masivo con el consiguiente desprendimiento epidérmico. Se ha aislado de pacientes con NET ligandos del receptor Fas (Fas-L) que desencadenaría una respuesta lítica al interactuar con dicho receptor. Si bien la apoptosis celular es un mecanismo de defensa que evitaría la acumulación de células con mutaciones en el ADN inducidas por la luz ultravioleta, su desregulación sería responsable de la patogénesis de la NET, el rechazo agudo injerto contra el huésped y las metástasis de melanomas.(8)

Manifestaciones clínicas

El SSJ/NET es un proceso inflamatorio agudo, acompañado de fiebre, malestar general con lesiones dérmicas de gravedad variable caracterizado por maculopápulas rojizas, que algunas veces adopta lesiones atípicas consideradas como en tiro al blanco, puede involucrar mucosa oral y evolucionar con lesiones periorificiales que sangran, también hay lesiones coalescentes con eritema generalizado, flictenas y bulas con techo necrótico, zona de denudación epidérmica, alternando con áreas de eritema. Suele presentar conjuntivitis purulenta; en casos más graves, como NET, se afectan faringe, esófago y tracto respiratorio; habrá otros signos en caso de afección renal, hepática o hematológica. (6)

En piel

Se presentan lesiones como maculopápulas aplanadas aunque en el 50% de los casos de NET comienzan con un eritema difuso. En el SSJ, las lesiones pueden aparecer inicialmente en la forma de ¨blanco de tiro¨, de manera abrupta para dar lugar a máculas purpúreas y eritematosas difusas, con ampollas y centros necróticos (ver Anexo 2, Foto 1 y 2), mientras que en la NET las lesiones son aún menos concéntricas y más ampollosas (ver Anexo 2, Foto 3). Puede aparecer sesación de quemazón y parestesias, en estadios iniciales el dolor cutáneo puede ser intenso, especialmente en la NET. Su distribución inicial es en partes acras y simétricas (afectan el dorso de la mano, las palmas, el cuello y el tronco). Posteriormente aparecen vesículas y ampollas, comenzando a desprenderse la epidermis en cuestión de pocos días o par de semanas tras el cuadro prodrómico (ver Anexo 2, Foto 4), de forma rápida en 2-3 días para luego estabilizarse, en casos fulminantes de NET puede ocurrir desprendimiento del 100% de la epidermis en cuestión de pocas horas.(2)

En caso de no observarse desprendimiento, se debe hacer una exploración más detallada de la piel y puede ejercerse presión mecánica tangencial en diversas áreas de eritema; con esto se obtiene el signo de Nikolsky, y es positivo si la presión mecánica induce a desprendimiento epidérmico, aunque este signo no es solamente específico para SSJ/NET. La extensión de las lesiones en piel es el mejor factor pronóstico, observándose además la presencia de ampollas, zonas de erosión, necrosis; para esto se propuso una clasificación de acuerdo con el grado de afectación de la piel. (Anexo 3). (6)

En mucosas

Las mucosas se ven dañadas en más del 90% de los casos de SSJ y NET, normalmente se ven afectadas al menos dos tipos de mucosas, sin tener en cuenta la mucosa oral.(2)

❖ Los daños de la cavidad oral y en los labios consisten principalmente en ulceraciones graves y dolorosas que afectan a la encía, lengua, mucosa bucal, faringe, laringe y cavidad nasal.(2)

❖ Los ojos son comúnmente afectados, los daños en la conjuntiva pueden provocar conjuntivitis, fotofobia, formación de pseudomembranas, ulceración corneal, iritis, queratitis y uvíitis, en la mayoría de los pacientes es necesario un seguimiento por especialistas en oftalmología.(2)

❖ Los daños en las mucosas genitourinarias también son muy comunes, especialmente en la uretra, ocasionando uretritis, disuria e incluso retención urinaria que obliga en ocasiones a la colocación de sonda vesical, se puede producir necrosis tubular aguda y glomerulonefritis.(2)

❖ En cuanto al tracto gastrointestinal se han descrito daños en el esófago (estenosis del mismo), y lesiones en la mucosa del colon.(2)

❖ Los daños en la mucosa del tracto respiratorio están asociados a peor pronóstico, siendo la insuficiencia respiratoria secundaria a las lesiones de la mucosa (disnea, hipoxia, hipersecreción bronquial, bronquitis, edema pulmonar y neumonitis bacteriana) (2)

Otras localizaciones

Los daños secundarios multisistémicos también son frecuentes: elevación de enzimas (con desarrollo de hepatitis en el 10% de los casos), pancreatitis aguda, alteraciones intestinales y hematológicas (leucopenia, anemia, neutropenia y en menor medida eosinofilia, así como coagulación intravascular diseminada).(2)

Medicamentos más frecuentemente implicados en Síndrome de Stevens-Johnson/Necrólisis Epidérmica tóxica.

La exposición a determinados medicamentos es la causante de la respuesta de hipersensibilidad de la gran mayoría de los casos de SSJ/NET. Entre las que más comúnmente se encuentran reportadas está el Alopurinol, seguido de Trimetoprima-Sulfametoxazol y sulfonamidas en general; de los antibióticos están las Aminopenicilinas, Cefalosporinas, Quinolonas. Entre los anticonvulsivos y otros fármacos de uso en pacientes neurológicos relacionados con reacciones adversas están: Carbamazepina, Fenilhidantoinas, fenobarbital, Ácido Valpróico y, más recientemente Lamotrigina, Nevirapina y Sertralina. De los AINEs se encuentran los oxicanos como el Naproxeno, Aspirina, Ibuprofeno y, más recientemente, ha aumentado el número de casos que recibían Acetaminofén.(6)

En niños, entre el 77-99% de los casos se ha encontrado relacionado con exposición a medicamentos. El tiempo en que se puede iniciar la reacción en niños es variable, sobre todo en aquellos pacientes con tratamiento anticonvulsivo. El cuadro clínico de SSJ/NTE se presenta en una tercera parte de los casos entre las semanas 1-8; por otro lado, es mucho más frecuente que el síndrome se desarrolle en sujetos que reciben anticomiciales y a los cuales se ha proporcionado por alguna razón AINEs. (ver Anexo 4) (6)

Diagnóstico

El diagnóstico de SSJ/NET se basa en las manifestaciones clínicas y estudios histológicos. En los pacientes sin antecedentes de ingesta de fármacos, se deberá descartar etiología viral, micótica y bacteriana. El tiempo transcurrido desde la ingesta del medicamento hasta la aparición del cuadro clínico oscila desde unos días hasta cuatro semanas. Los síntomas pueden preceder a las manifestaciones cutáneas de uno a 3 días y son: Fiebre, ardor en los ojos, odinofagia por lesiones de la mucosa, tos artralgias, artritis, respiración superficial e hipotensión arterial. Se manifiesta como una dermatosis habitualmente generalizada y que predomina en cara, cuello, tronco y extremidades y puede incluir todo el cuerpo inclusive palmas y plantas. Las lesiones son: manchas eritematosas que evolucionan en horas a la formación de lesiones purpúricas, ampollas y erosiones en piel y mucosas. Sobre las máculas pueden aparecen grandes ampollas de contenido claro o hemorrágicas, que se rompen produciendo amplias áreas denudadas.(2, 9)

En los casos atípicos o dudosos es útil la biopsia de piel, que revelará grados variables de necrosis en los queratinocitos, rodeados por linfocitos, edema de la dermis capilar, escaso infiltrado linfohistocitario perivascular y formación de ampollas subepidérmicas. Los estudios de inmunofluorescencia directa sirven para excluir enfermedades ampollosas autoinmunes; para una evaluación más detallada y de acuerdo con la severidad del caso puede solicitarse: hematología completa, radiografía de tórax, examen de orina, Creatinina, Transaminasas, Electrolitos, proteínas, PCR viral y cultivos bacterianos.(10)

La sobrevivencia a estas patologías SSJ/NET ha aumentado considerablemente en los últimos años principalmente en niños, pero las secuelas a largo plazo siguen siendo frecuentes. La regeneración de la epidermis se produce en 3 semanas, siendo las últimas en regenerar las áreas periorificiales y de presión. Las secuelas oculares son las más comunes afectan cerca del 35% de los pacientes (ausencia de mucina en lágrimas, pérdida de pestañas, metaplasia escamosa, cicatrices corneales, sinequias palpebrales y conjuntivales, queratitis, fotofobia persistente, ardor ocular e incluso amaurosis). Entre las secuelas de piel y faneras encontramos: las cicatrices dérmicas, pigmentación irregular, nevus eruptivo, fimosis, sinequias vaginales y alopecia.(10)

Tratamiento

En pacientes pediátricos no existen una guía consensada para el tratamiento integral de los niños afectados. Cabe mencionar que en la literatura hay sugerencias de tratamientos que van desde la mínima invasión, tratamiento de soporte y terapia observacional, hasta la opción del uso de Inmunoglobulina intravenosa. Es importante señalar que no se recomienda el uso de antibióticos, antivirales o antifúngicos como medida profiláctica. En caso necesario, el tratamiento deberá ser dirigido de acuerdo con resultados de los aislamientos obtenidos en los diferentes cultivos.(11)

El tratamiento consiste en tres etapas: interrumpir la administración del fármaco o de los fármacos causales, adoptar un tratamiento de apoyo de inmediato y administrar un fármaco específico para detener la evolución del cuadro.(12)

El antiséptico empleado con mayor frecuencia es la clorhexidina al 0,05%. Se recomienda como tratamiento complementario local en pacientes con SSJ en lesiones orales usar permanganato de potasio o sulfato de cobre (alibour) diluido al 1:5 ó 10 mil de acuerdo a superfcie corporal afectada en forma de baños 2 veces al día en piel afectada. Debe evitarse el empleo de vendajes o apósitos adhesivos por el daño y el dolor que se produce al despegarlos.(9)

El tratamiento con Inmunoglobulina parece ser de utilidad en pacientes con SSJ y NET, la dosis usada de 0.5 a 1 g/kg/dosis administrada en 3-4 días es efectiva y segura. Sin embargo hace falta aún el desarrollo de un estudio prospectivo multicéntrico controlado aleatorizado para demostrar su eficacia y establecer comparación con otros tipos de tratamiento.(9)

Materiales y métodos

Se realizó un estudio retrospectivo en el Hospital Provincial Pediátrico Universitario ¨José Luis Miranda¨ de las reacciones adversas a medicamentos reportadas durante el año 2019, del total de 41 casos obtenidos con diferentes manifestaciones clínicas, la muestra quedó conformada por dos pacientes que presentaron reacciones adversas cutáneas graves específicamente el Síndrome de Stevens Johnson y Necrólisis Epidérmica Tóxica.

Obtención de los datos

Se realizó una revisión exhaustiva de las Historias Clínicas de los pacientes reportados con ambas reacciones adversas. Para la redacción del caso clínico se extrajeron los siguientes datos: edad, sexo, talla, peso, antecedentes patológicos personales y diagnóstico, medicamento contenidos en su farmacoterapia, evolución del paciente, desenlace de la reacción.

Para determinar los posibles medicamentos que provocaron estas reacciones cutáneas graves se realizó un estudio exhaustivo de los medicamentos contenidos en su farmacoterapia y se clasificaron de acuerdo a su causalidad por su relación temporal de administración y la manifestación clínica.

Los resultados terapéuticos obtenidos se clasificaron según el desenlace de estas reacciones adversas.

Se diseñó un Boletín Informativo para los Profesionales Médicos de la Salud para que tengan en cuenta los primeros signos y síntomas de alarma de aparición de estos eventos adversos graves y sobre los medicamentos que mayor riesgo de provocarlos tienen y se les hizo entrega por cada sala hospitalaria.

Inicialmente se realizó una revisión bibliográfica sobre el tema (basada en artículos científicos) y de forma simultánea se creó la biblioteca Endnote y los resultados fueron compilados en forma de reporte de casos.

Operacionalización de variables

Clasificación de causalidad de las Reacciones adversas

1. Muy Probable: Ser un evento adverso que sigue una secuencia temporal a la administración del medicamento.

- Cede al suspender la administración.

- Reaparece al repetir la administración.(13)

2. Probable: Ser un evento adverso que sigue una secuencia temporal a la administración del medicamento.

- Cede al suspender la administración.

- O la administración no se repite y no puede explicarse por la situación clínica del paciente.(13)

3. Posible: Ser un evento adverso que sigue una secuencia temporal a la administración del medicamento.

- No cede al suspender la administración del medicamento.

- O puede ceder al suspender la administración y no reaparece al repetir la administración.

- O puede que la administración no se repite y el acontecimiento puede explicarse por la situación clínica del paciente.(13)

4. Remota: No hay asociación temporal con el uso del fármaco.(13)

4.2.2. Desenlace de la reacción adversa

1. Recuperado: curación de la enfermedad.

2. No recuperado: la enfermedad persiste.

3. Recuperado con secuelas: curación de la enfermedad pero existen trastornos o lesiones a causa de la misma.

4. **Mortal:** el paciente fallece como consecuencia.

Resultados

Los cuadros clínicos de los pacientes que sufrieron reacciones adversas cutáneas graves a medicamentos que han tenido lugar en el Hospital Provincial Pediátrico Universitario "José Luis Miranda" en la ciudad de Santa Clara, se describen como sigue

Caso 1: Síndrome de Stevens-Johnson
Paciente DVP, con HC: 239916, femenina, raza blanca, de 5 años de edad, peso 20 Kg y talla 116cm que corresponde a una superficie corporal de 0,8 m^2 diagnosticada con Leucemia Linfoide Aguda (13/9/19), luego de múltiples ingresos acude el 3/12/19 presentando dolor de garganta y fiebre (39.5^{0}C),

doce días después inicia esquema de tratamiento RA-I durante 6 días, comenzando al día siguiente del primer día de esquema terapéutico con mucositis y fiebre, una semana después (23/9/19) ya presenta lesiones en la piel en forma de quemaduras escleróticas, periorbitarias, pústula de la mano derecha, eritema de manos y se mantenía la mucositis, se solicita que sea atendida por los especialista de la sala de quemados los que determinan un 8,30% de la superficie corporal dañada (ver Anexo 5, Foto 5) por lo que se diagnostica Síndrome de Steven Johnson, además presentó reacción a la Vancomicina caracterizada por fiebre y temblores y se suspendió de inmediato, la paciente es reportada como grave el día 26 y es atendida en cuidados intensivos presentando varias complicaciones como aplasia medular producto de la quimioterapia y enterocolitis, las lesiones habían aumentado llegando al 18% de la superficie corporal cuatro días después (ver Anexo 5, Foto 6), es digno de destacar que a pesar de darse como diagnóstico en la paciente un SSJ, guiándonos por la clasificación internacional, se constata que la paciente su diagnóstico real es el Síndrome de superposición SSJ/NET por poseer más del 10% se SC dañada. Recibe tratamiento con Linezolid, Meronem y Anfotericin B para reducir el cuadro infeccioso del torrente sanguíneo que no se había documentado y lamentablemente fallece el 7/1/2020 por paro cardiorrespiratorio.

Determinación del Medicamento que provoca la reacción adversa

El esquema de quimioterapia de RA-I comienza con Metotrexato 3g/m^2 SC (altas dosis), con la administración 1 hora antes de Vincristina (administrada día 1 y 6), Dexametasona subdividida en tres dosis vía oral por 5 días (1-5) y sigue conjuntamente con Dexametasona, la Ciclofosfamida en 2do día y se rescata con Ácido Folínico el Metotrexato y con Mesna la Ciclofosfamida. La L-Asparginasa se administra el día 6 y 11. La paciente comienza después del día 1 del esquema de quimioterapia con mucositis, el cual es uno de los primeros síntomas del SSJ, ninguno de los medicamentos administrados el primer día se les reporta dicha reacción adversa en la Guía Farmacoterapéutica, aunque en el caso de la Dexametasona si se plantea reacciones dermatológicas como rash, eritema, dermatitis y fragilidad cutánea, este no provoca mucositis.

Se sospecha del Metotrexato ya que se administran dosis máximas 3g/m^2 SC en infusión de 24 horas, además en la bibliografía consultada se reporta el SSJ provocado por este medicamento y mucositis severa, incluso se han dado casos similares a éste en el 2018.

Según la clasificación de la *Causalidad de la Reacción Adversa* se incluye en la categoría de **Posible** ya que las lesiones no ceden al retirar el medicamento, no se repite su administración y los acontecimientos pueden explicarse por la situación clínica del paciente ya que al recibir la quimioterapia se puede producir mielodepresión y mucositis.

Resultados terapéuticos

La paciente presenta un desenlace *Mortal* pues finalmente fallece.

Caso 2: Necrólisis Epidérmica Tóxica

Paciente MMA, con HC: 235841, femenina, raza blanca, con peso 22Kg y talla 127cm, diagnosticada con Epilepsia luego de quince días de terapia acude al médico y la madre refiere que días antes comenzó con picazón en cara, ojos y garganta, además, manifestaba tos húmeda, secreción nasal y fiebre, ya para ese día existían lesiones que ocupaban la cara, el abdomen, los bordes de la lengua y había secreción purulenta de ambos ojos, lesiones en forma de pápula eritematosa y secreción blanquecina proveniente de la vulva, fue ingresada y finalmente se diagnóstica Eritema Polimorfo Mayor (Síndrome de Stevens Johnson (SSJ) en fase inicial) y Bronconeumonía Extrahospitalaria indicándose Cefotaxima, los especialista de la sala de quemado reportan la mañana siguiente una pérdida del 33,5% de la superficie corporal y a las tres horas ya existía un 64% (ver Anexo 6, Foto 7) por lo que se plantea la existencia de un Síndrome Stafilicoccémico de la Piel Escaldada pues las lesiones eran superficiales y hacía aproximadamente 15 días que manifestaba reacciones cutáneas aunque no se descarta la presencia de SSJ, las lesiones siguen extendiéndose (ver Anexo 6, Foto 8) y recibe tratamiento con Meronem y Vancomicina, para el día 27 ya las lesiones ocupaban un 74% de la superficie corporal que se redujeron en tan solo 2 días a un 52% (ver Anexo 6, Foto 9), pero se comenzó a observar conjuntivitis, diagnosticándose el día 30 luego de una valoración dermatológica y por sus antecedentes una Necrólisis Epidérmica Tóxica, las lesiones se encontraban tapadas con apósitos y vendajes estériles, finalmente el 1/4/2019 la paciente se encuentra estable, con lesiones en tan solo el 6% de la superficie corporal y es dada de alta el día siguiente aunque aún en la actualidad sigue recibiendo tratamiento con el oftalmólogo.

Determinación del Medicamento que provoca la reacción adversa

La paciente inicia tratamiento el 5/3/19 con Carbamazepina en tableta, 1/4 en la mañana y 1/2 en la noche, para tratar la Epilepsia y dos semanas después presenta síntomas típicos del SSJ, la cual se asocia a dicho fármaco pues no se refiere consumo de otro medicamento, a pesar de que se sustituye por Fenobarbital hay una evolución a NET, esto está reportado en la literatura donde se le asocian dichas reacciones adversas cutánea graves con el consumo de la Carbamazepina.

La clasificación de *Causalidad de la Reacción Adversa* se constata en la categoría de *Probable* pues la administración no se repite y no puede explicarse por la situación clínica del paciente ya que estos síntomas no son producto de la enfermedad de base.

Resultados terapéuticos

La paciente presenta un desenlace de la RAM, *Recuperado con Secuelas* ya que aún posee secuelas oftalmológicas.

Boletín Informativo: Se diseña boletín con los principales signos y síntomas de estas entidades SSJ y NET, su clasificación y los principales medicamentos que las provocan, como un llamado de alerta. Se les entrega a los Jefes de Servicio de cada sala del Hospital para su divulgación a todos los profesionales de salud. (ver Anexo 7).

Discusión

El Síndrome de Stevens-Johnson (SSJ) y la Necrólisis Epidérmica Tóxica(NET) son entidades poco frecuente pero graves. Representan una reacción inmunológica con extensa necrosis y afectaciones mucocutáneas en el 90% de los casos.(14)

El SSJ y la NET sólo se diferencian a lo largo de un espectro de gravedad en base al porcentaje de superficie corporal involucrada (<10% en el SSJ, 10% a 30% en la superposición SSJ-NET y 30% en la NET). Hay de 1 a 7 y de 0,4 a 1,5 casos por millón de personas por año para el SSJ y la NET, respectivamente, con una incidencia aproximadamente igual entre niños y niñas.(14)

En el primer caso estamos en presencia de una niña diagnosticada con Leucemia Linfoide Aguda que manifiesta una reacción adversa grave al Metotrexato, que le ocasiona múltiples lesiones en piel y mucosas, para la cual recibe tratamiento pero producto de las complicaciones lamentablemente fallece.

El Metotrexato, es un antagonista del ácido fólico que inhibe la síntesis de ADN y ARN por unión a la enzima dihidrofolatoreductasa (DHFR), es ampliamente usado en el tratamiento de las enfermedades proliferativas desde las neoplasias hasta la psoriasis.(15)

La toxicidad del Metotrexato se manifiesta de varias formas: hepatotoxicidad, toxicidad pulmonar, enfermedad renal aguda, estomatitis, ulceración/erosión del tracto gastrointestinal, y pancitopenia. Además de estas manifestaciones, el Metotrexato puede causar efectos adversos cutáneos raros incluyendo sensación de quemazón de la piel, desprendimiento en puntos de presión, mucositis severa y Síndrome de Stevens-Johnson.(15)

En el artículo publicado por Burcu Akıncı, (2018) se describe el caso de un paciente con Síndrome de Stevens-Johnson asociado al tratamiento con Metotrexato, quien desarrolló insuficiencia cardíaca aguda y hemorragia gastrointestinal además de las manifestaciones en la piel. El paciente recibió un tratamiento satisfactorio con Metilprednisolona e Inmunoglobulina por vía intravenosa y continuó la quimioterapia con Metotrexato.(12)

El segundo caso se trata de una niña con Epilepsia como enfermedad de base que manifiesta reacción adversa grave a la Carbamazepina involucrando la cara, el tronco, los genitales y los ojos, cuyas lesiones evolucionan hasta la forma más grave, pero recibe tratamiento que es viable y satisfactorio.

La Carbamazepina (CBZ) es un anticonvulsivante de primera línea ampliamente utilizado en el tratamiento de la Epilepsia. También se ha utilizado como medicación psiquiátrica para el tratamiento del desorden bipolar y otros trastornos neurológicos. Tiene un índice terapéutico estrecho y exhibe una considerable variabilidad individual. Las reacciones adversas al fármaco, incluidas las reacciones de hipersensibilidad potencialmente mortales, como el Síndrome de Stevens-Johnson y la Necrólisis Epidérmica tóxica.(14)

En el trabajo publicado por Levi et al (2009) utilizando niños menores de 15 años ingresados por SSJ o NET procedentes de 2 estudios casos-control: SCAR (Severe Cutaneous Adverse Reaction realizado en Francia, Alemania, Italia y Portugal) y EuroSCAR (Multinational SevereCutaneous Adverse Reaction realizado en Alemania, Austria, Francia, Italia, Portugal, Israel y Países Bajos), se analizaron 80 casos y 216 controles (34 casos y 99 controles del estudio SCAR y 46 casos y 117 controles en el estudio EuroSCAR), los casos se clasificaron en SSJ 26%, NET 34% y Síndrome de superposición SSJ/NET 40%, los casos fueron expuestos a una media de 2,4 fármacos y los controles a 0,75 fármacos. Entre los fármacos con alta asociación al desarrollo de SSJ y NET se encontró la Carbamazepina, al igual que las Sulfamidas, Fenobarbital, Lamotrigina, Ácido Valpróico y Paracetamol.(2)

Entre las reacciones adversas graves e irreversibles, destacan las erupciones eritematosas de la piel, cuya incidencia está comprendida entre el 3% y 10% de los pacientes que reciben por vez primera el fármaco; suele producirse erupciones pruríticas, urticaria, Necrólisis EpidérmicaTóxica(Síndrome de Lyell), reacciones de fotosensibilidad, alteraciones en la pigmentación de la piel, eritema multiforme y nodoso, púrpura, agravamiento del lupus eritematoso diseminado. Alopecia y diaforesis. Hirsutismo.

Conclusiones

Se describieron dos casos de reacciones adversas graves fundamentalmente asociada a medicamentos, uno con Síndrome de Stevens-Johnson al Metotrexato con causalidad Posible y desenlace Mortal siendo realmente un Síndrome de Superposición SSJ/NET de acuerdo con la clasificación porcentual del daño corporal y otro con Necrólisis Epidérmica Tóxica con causalidad Probable a la Carbamazepina y Recuperado con Secuelas, ambas son RAM graves caracterizadas por lesiones en piel y mucosas aunque puede involucrar otros sistemas del organismo, se realizó farmacodivulgación mediante la entrega de un Boletín Informativo.

Anexos

Anexo 1: Características de las reacciones adversas graves

Clasificación	Características
Síndrome Stevens-Johnson (SSJ)	Desprendimiento de la epidermis inferior al 10% de la SC. Lesiones difusas con centros necróticos y ampollas. Hay daño de mucosas.
Síndrome de superposición SSJ/NET	Desprendimiento de la epidermis entre el 10% y el 30% de la SC. Lesiones más difusas con centros necróticos y ampollas. Hay daño de mucosas.
Necrólisis Epidérmica Tóxica (NET)	Desprendimiento de la epidermis superior al 30% de la SC. Lesiones más ampollosas. Hay daño de mucosas.

Anexo 2: Manifestaciones clínicas en piel.

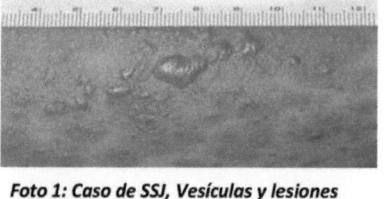

Foto 1: Caso de SSJ, Vesículas y lesiones bullosas.

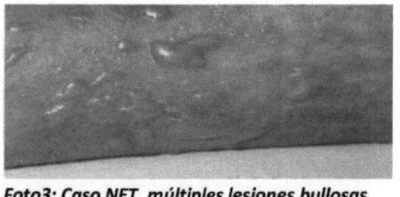

Foto3: Caso NET, múltiples lesiones bullosas sobre un eritema difuso

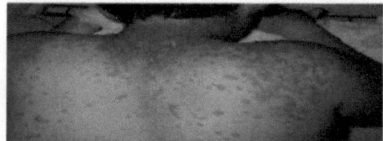

Foto 2: Caso de SSJ, lesiones eritemo-pápulo-bullosas en parte posterior y superior del tórax de un paciente.

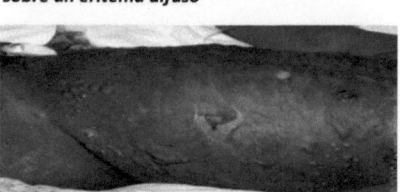

Foto 4: Caso NET, múltiples lesiones bullosas y desprendimiento epidérmico.

Fuente: Ordóñez Fernández L. Toxic Epidermal Necrolysis, Stevens Johnson Syndrome and Erythema Multiforme cases associated with drug [Tesis para optar por el título de doctora]. Oviedo: Universidad de Oviedo; 2013. https://digibuo.uniovi.es/dspace/bitstream/10651/27001/1/TD_LuciaOrdonezFernandez.pdf [2]

Anexo 3: Hallazgos clínicos de SSJ, SSJ traslapado con NET y NET

Entidad clínica	SSJ	SSJ traslapado con NET	NET
Lesiones primarias	Lesiones rojo oscuro Lesiones planas en tiro al blanco	Lesiones rojo oscuro Lesiones planas en tiro al blanco	Placa eritematosa mal delineada Desprendimiento epidérmico Lesiones rojo oscuro Lesiones planas en tiro al blanco
Distribución	Lesiones aisladas confluentes (+) en cara y tronco	Lesiones aisladas confluentes (++) en cara y tronco	Lesiones aisladas raras confluentes (+++) en cara, tronco y otro sitios
Afectación mucosa	Si	Si	Si
Síntomas sistémicos	Frecuentemente	Siempre	Siempre
Desprendimiento de la piel (%)	< 10%	10-30%	>30%

Anexo 4: Medicamentos asociados a riesgo de Síndrome de Stevens-Johnson/Necrólisis Epidérmica Tóxica (estudio EuroSCAR) (16)

Riesgo alto confirmado	Riesgo bajo	Riesgo potencial	Riesgo no determinado
Neviparina	Sertralina	Pantoprazol	Estatinas
Lamotrigina	Ácido acético	Corticoides	Sulfonamidas, diuréticos, antidiabéticos
Carbamazepina	AINEs	Pirazolonas	B-bloqueantes
Fenitoina	Macrólidos	Ácido	Inhibidores de la

		acetilsalicílico	ECA
Fenobarbital	Quinolonas	Tramadol	Bloqueantes de los canales del Ca2+
Cotrimoxazol y otras Sulfamidas	Cefalosporinas	Nimesulide	Diuréticos tiazidas
Sulfasalazina	Tetraciclinas	Paracetamol	Furosemida
Alopurinol	Aminopenicilinas	Ibuprofeno	Insulina
Oxicam			Ácidopropiónico AINEs

Abreviaturas AINEs: Antiinflamatorios no esteroideos, ECA: Enzima Convertidora de Angiotensina

Anexo 5: Caso 1

Fuente: Historia clínica Hospital Provincial Pediátrico Universitario "José Luis Miranda" Santa Clara, Villa Clara, Cuba

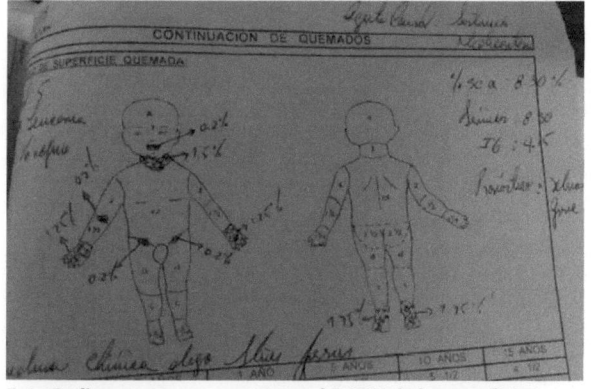

Foto 5: diagrama que representa el 8,30% de la superficie corporal dañada

Fuente: Historia clínica Hospital Provincial Pediátrico Universitario "José Luis Miranda" Santa Clara, Villa Clara, Cuba

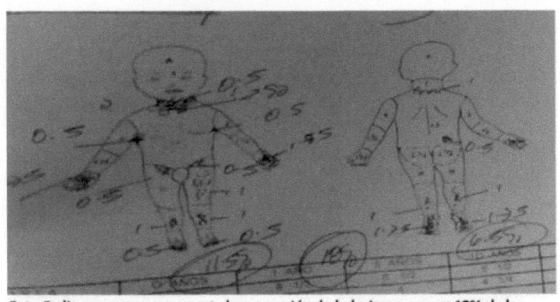

Foto 6: diagrama que representa la progresión de la lesiones con un 18% de la superficie corporal dañada.

Fuente: Historia clínica Hospital Provincial Pediátrico Universitario "José Luis Miranda" Santa Clara, Villa Clara, Cuba

Anexo 6: Caso 2

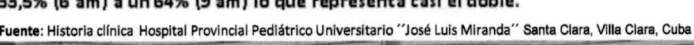

Foto 7: Diagramas del 21/3/19 donde se observa un aumento de las lesiones de un 33,5% (6 am) a un 64% (9 am) lo que representa casi el doble.

Fuente: Historia clínica Hospital Provincial Pediátrico Universitario "José Luis Miranda" Santa Clara, Villa Clara, Cuba

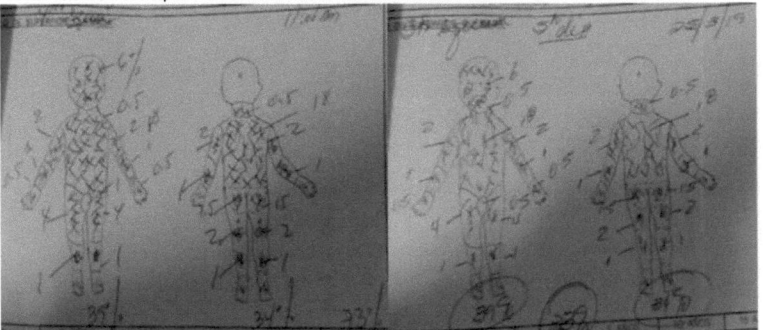

Foto 8: Diagramas de las lesiones en piel de los días 23 y 25/3/19 las cuales han aumentado respecto a los anteriores pero se observa constante con un 73% de daño.

Fuente: Historia clínica Hospital Provincial Pediátrico Universitario "José Luis Miranda" Santa Clara, Villa Clara, Cuba

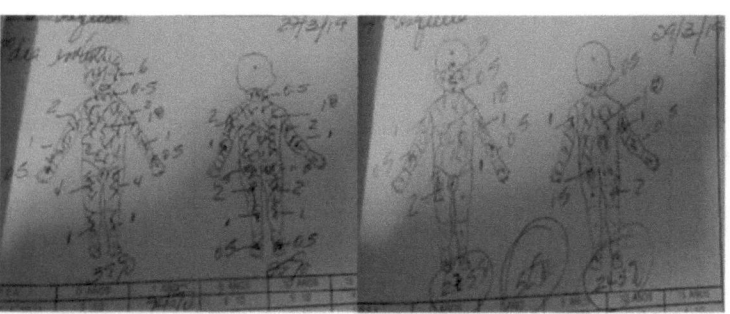

Foto 9: Diagramas donde se observa una disminución de las lesiones de 74%(27/3/19) a 52% (29/3/19)

Fuente: Historia clínica Hospital Provincial Pediátrico Universitario "José Luis Miranda" Santa Clara, Villa Clara, Cuba

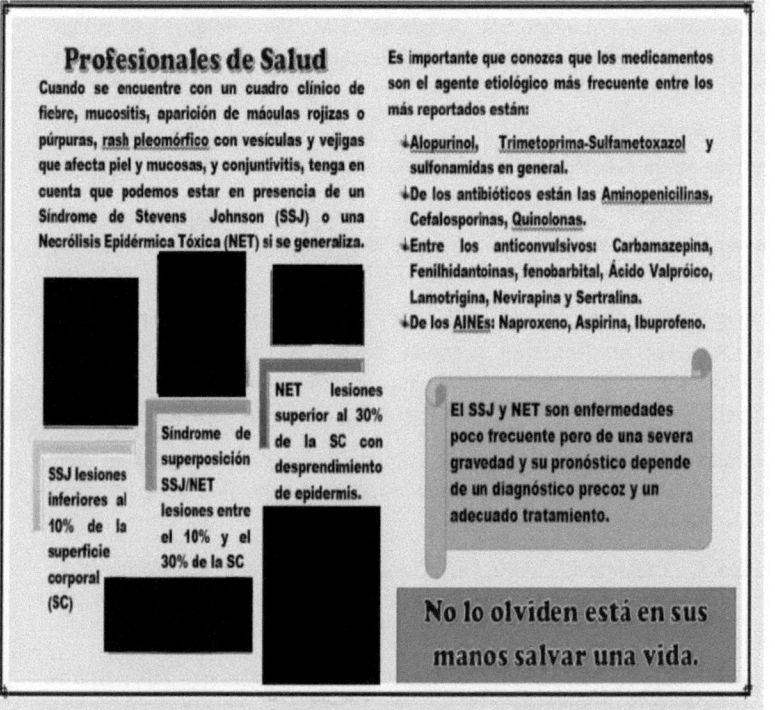

Profesionales de Salud

Cuando se encuentre con un cuadro clínico de fiebre, mucositis, aparición de máculas rojizas o púrpuras, rash pleomórfico con vesículas y vejigas que afecta piel y mucosas, y conjuntivitis, tenga en cuenta que podemos estar en presencia de un Síndrome de Stevens Johnson (SSJ) o una Necrólisis Epidérmica Tóxica (NET) si se generaliza.

Es importante que conozca que los medicamentos son el agente etiológico más frecuente entre los más reportados están:

- Alopurinol, Trimetoprima-Sulfametoxazol y sulfonamidas en general.
- De los antibióticos están las Aminopenicilinas, Cefalosporinas, Quinolonas.
- Entre los anticonvulsivos: Carbamazepina, Fenilhidantoinas, fenobarbital, Ácido Valpróico, Lamotrigina, Nevirapina y Sertralina.
- De los AINEs: Naproxeno, Aspirina, Ibuprofeno.

SSJ lesiones inferiores al 10% de la superficie corporal (SC)

Síndrome de superposición SSJ/NET lesiones entre el 10% y el 30% de la SC

NET lesiones superior al 30% de la SC con desprendimiento de epidermis.

El SSJ y NET son enfermedades poco frecuente pero de una severa gravedad y su pronóstico depende de un diagnóstico precoz y un adecuado tratamiento.

No lo olviden está en sus manos salvar una vida.

Anexo 7: Boletín Informativo para los Profesionales de Salud.

Bibliografía

1. Christel Bolte M. Reacciones Adversas a Medicamentos en Dermatología. 2002;13(3).

2. Ordóñez Fernández L. Toxic Epidermal Necrolysis, Stevens-Johnson Syndrome and Erythema Multiforme cases associated with drug [Tesis para optar por el titulo de doctora]. Oviedo: Universidad de Oviedo; 2013 https://digibuo.uniovi.es/dspace/bitstream/10651/27001/1/TD_LuciaOrdonezFernandez.pdf.

3. Melloni Magnelli L, Padrón Flores AE, Larrazábal Aguerrevere LI, Sony Avendaño BN. Toxical epidermal necrolysis related to the use of drugs. Case report. Cirugía Plástica Ibero-Latinoamericana. 2015;34(4):305-12.

4. Diagnóstico y Tratamiento del Síndrome de Stevens- Johnson / Necrólisis Epidérmica Tóxica en el adulto. Guía de Práctica Clínica 2009.

5. García Milián AJ, Leidys SM, Alexander CM. Immunology and drugs' consumption: type B low-frequency adverse reactions. Revista Medica Electron. 2018;40(2):406-19.

6. Sotelo-Cruz N. Síndrome de Stevens-Johnson y necrólisis epidérmica tóxica en los niños. Gaceta Medica de México. 2012;148:265-75.

7. Crosi A, Borges González S, Estévez Carrizo F. Reacciones adversas medicamentosas graves: síndrome de Stevens-Johnson y necrólisis epidérmica tóxica. Revista Médica Uruguay. 2004;20:172-7.

8. STANELONI MC, MAFFIONE L, GRECO A, LONGARINI V, SANTUCCI C, HERMILLA V, et al. Reacción Cutánea Severa a Drogas: Síndrome de Stevens-Johnson y Necrólisis Epidérmica Tóxica. Atención Farmacéutica. 2004;23(4):546-9.

9. Alvarado M, Villamonte S, Araúz C. Reporte de un caso clínico y revisión: Síndrome de Stevens Johnson por uso de Lamotrigina. Pediatría Panamá. 2018;47(3):29-36.

10. Blanco C, Tablante C, Madrid G, González C, Madrid E, Solórzano C. Stevens Johnson syndrome: Toxic epidermal necrolysis with multifactorial etiology. Academia Biomédica Digital. 2006;26.

11. Bonilla-Rojas J, Hernández-Cabezza A, Villasís-Keever MÁ, Serret-Montoya J, Cárdenas-Navarrete R. Síndrome de Stevens-Johnson en pediatría, reporte de un caso por el uso de antiepilépticos. Revista Mexicana de Pediátria 2018;85(6):226-9.

12. Akıncıa B, Sivişa ZÖ, Şahina A, Karapınara DY, Balkana C, Kavaklıa K, et al. Stevens-Johnson Syndrome associated with methotrexate treatment for acute lymphoblastic leukemia: a case report. Archivo de Pediatría de Argentina. 2018;116(3):459-62.

13. Guía para determinar la causalidad de RAMS 2015. Available from: http://www.who-umc.org/Graphics/26649.pdf.

14. Badía G, Balbarrey M, Battauz M, Bertorello ME, Gumiy M, Reyt Carolina , et al. Association between Stevens-Johnson syndrome and carbamazepine use. Oftalmología Clínica y Experimental. 2019;12(2):74-80.

15. Fridlington JL, Tripple JW, Reichenberg JS, Hall CS, Diven DG. Toxicidad aguda por Metotrexato. Dermatology Online 2012;17(11).

16. Estrella-Alonso A, Aramburu JA, González-Ruiz MY, Cachafeiro L, Sánchez Sánchez M, Lorente JA. Toxic epidermal necrolysis: a paradigm of critical illness. Revista brasileña terapia intensiva. 2017;29(4):499-508.

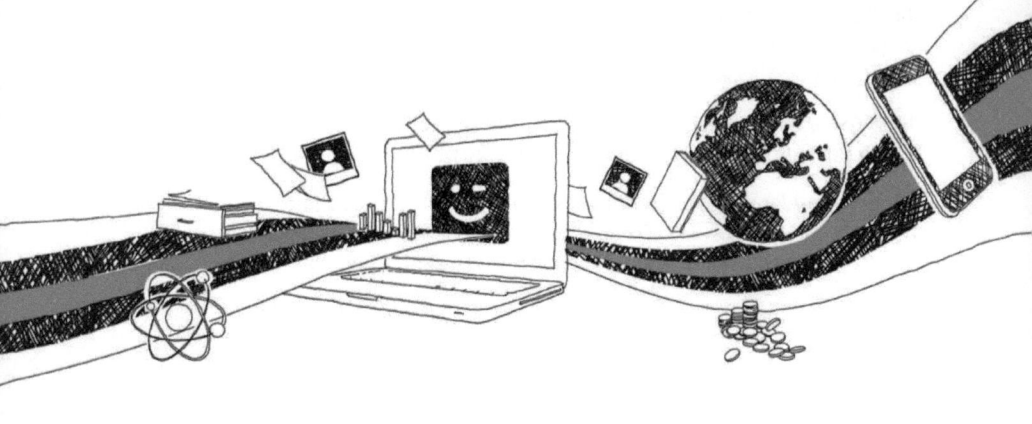
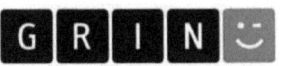